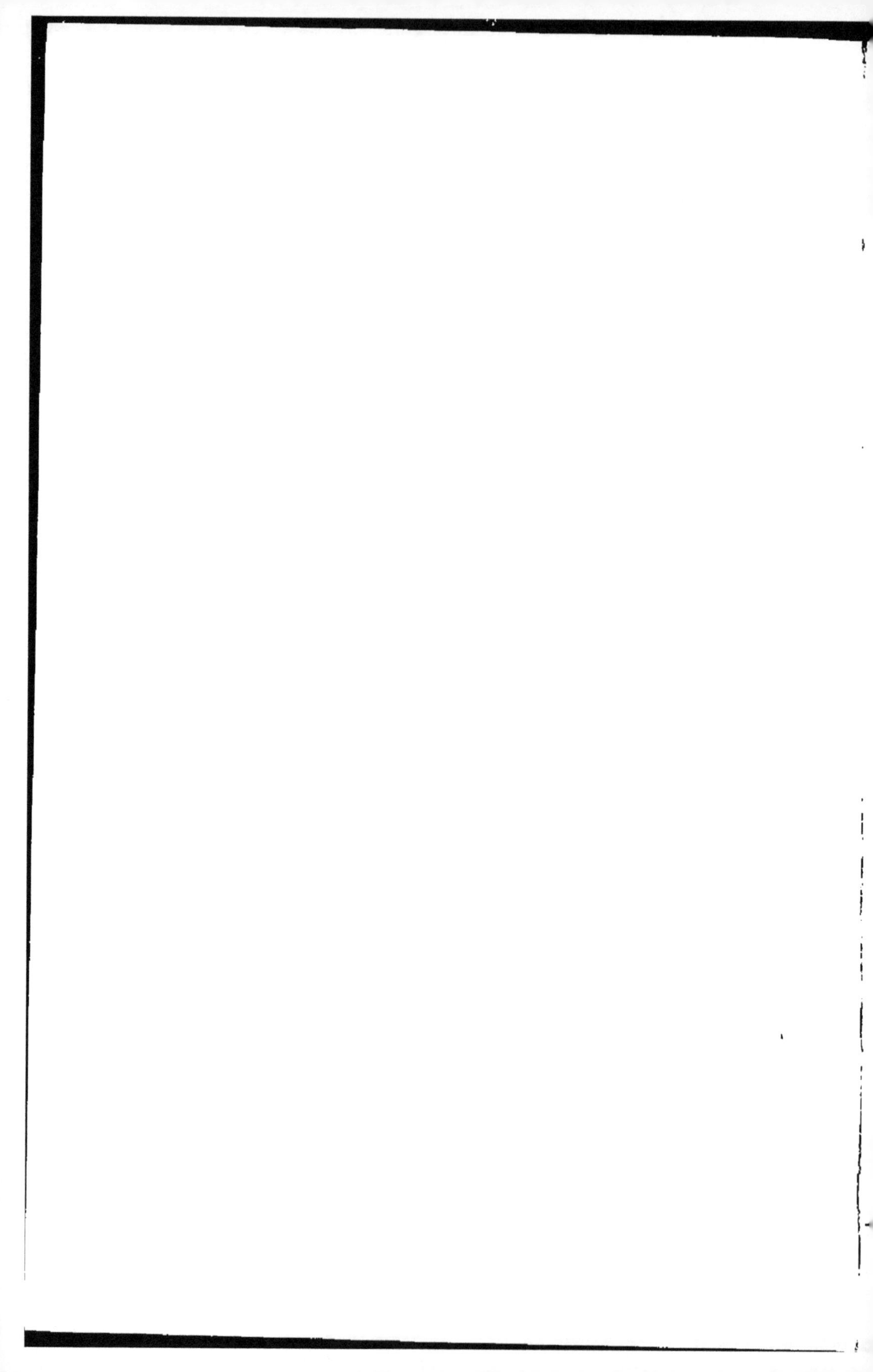

GÉNÉRALITÉS

SUR LES

SOURCES THERMALES D'AX

ET SUR LEURS

PRINCIPALES APPLICATIONS THÉRAPEUTIQUES

PAR LE

Dr AUPHAN

Ancien médecin-inspecteur, médecin-consultant.

FOIX
IMERIE GADRAT AINÉ, RUE LABISTOUR
1889

GÉNÉRALITÉS

SUR LES

SOURCES THERMALES D'AX

ET SUR LEURS

PRINCIPALES APPLICATIONS THÉRAPEUTIQUES

PAR LE

Dr AUPHAN

Ancien médecin-inspecteur, médecin-consultant.

FOIX

IMPRIMERIE GADRAT AINÉ, RUE DE LABISTOUR

1889

GÉNÉRALITÉS

SUR LES

SOURCES THERMALES D'AX

ET SUR LEURS

PRINCIPALES APPLPICATIONS THÉRAPEUTIQUES

PAR LE

Dr AUPHAN

Ancien médecin-inspecteur, médecin-consultant.

Ax est une charmante petite ville, d'environ 1800 âmes, coquettement bâtie au confluent de trois gaves torrentueux dont la réunion forme l'Ariège, et au point de jonction des trois pittoresques vallées d'Ascou, d'Orlu et de Mérens.

La vallée principale, largement ouverte du côté du couchant s'oriente de l'Est à l'Ouest. Les montagnes assez élevées qui entourent la ville, toutes couvertes de bois et de pâturages, l'abritent des grands vents et donnent au climat plus de fixité et de constance.

L'altitude moyenne est de 720 mètres, c'est-à-dire, à peu de choses près, l'altitude de Luchon (680m). Le climat d'Ax, analogue à celui de cette dernière ville d'eau, est incomparablement plus tempéré que celui des stations pyrénéennes les plus renommées (Eaux-Bonnes, Eaux-Chaudes, Barèges, St-Sauveur, Cauterets), situées entre 900 et 1200 mètres au-dessus du niveau de la mer.

Pour ne pas donner à ce travail une trop grande extension, nous examinerons d'abord notre organisation thermale, passant rapidement en revue nos sources sanitaires si variées, nos buvettes, nos sections de bains, c'est-à-dire parcourant le clavier dont les touches nous permettent de mettre en jeu ce magnifique instrument thérapeutique; puis nous étudierons l'action physiologique de nos eaux et leurs diverses applications médicales.

Les eaux d'Ax appartiennent, on le sait, à la classe des *sulfurées sodiques alcalines.*

On compte dans notre station plus de soixante sources débitant ensemble deux millions de litres par 24 heures ; des travaux peu compliqués permettraient de doubler ce rendement. Les températures de ces différentes sources varient de 18° centig. à 77°, 5.

Le soufre y existe à l'état de combinaisons diverses ; acide sulfhydrique et soude caustique libres *non combinés* dans les sources très chaudes (Béchamp) ; — monosulfure et polysulfure de sodium, sulfite et hyposulfite de soude; soufre précipité.

On constate donc, au point de vue du principe sulfureux, l'existence à Ax de nombreuses variétés de sources qui se différencient, en outre, par la quantité de ce même principe, par un degré plus ou moins élevé d'alcalinité, enfin par une plus ou moins grande abondance de matière organique (barégine).

Ajoutons que dès l'intant où notre eau minérale subit le contact de l'air, elle entre en décomposition plus ou moins rapide; ses divers principes constitutifs réagissent les uns sur les autres et il en résulte des variétés nouvelles dont l'action sur l'organisme est souvent toute différente de ce qu'elle était primitivement. Il est donc très important de l'utiliser non loin de son point d'émergence, *à la mamelle,* comme le disait si pittoresquement Gaspard Astrié.

Ces considérations suffisent pour établir combien nombreuses et variées doivent être les applications thérapeutiques des sources *sulfurées-sodiques-alcalines* d'Ax, et pour faire comprendre comment le médecin connaissant toute la gamme thermo-minérale de la station peut, à son gré, instituer une médication tantôt *tonique* ou *excitante*, tantôt *calmante* ou *sédative*, tantôt *altérante* ou *dépurative* , localisant même à volonté l'action de l'eau minérale sur un organe spécial ou sur un groupe d'organes.

La spécialisation thérapeutique de nos diverses sources ou de nos divers groupes de sources s'impose donc ; évidemment elle ne saurait être absolue, mais elle doit consister à choisir dans chaque cas déterminé la source dont l'action curative paraît devoir être le plus efficace. C'est ce que nos honorables et savants prédécesseurs avaient déjà établi pour certains de nos établissements et pour quelques unes de nos sources.

Ainsi Gustave Astrié, si tristement enlevé à la science dans le plein épanouissement de sa jeunesse et de sa haute intelligence, pose dans sa thèse inaugurale si remarquable les indications diverses des établissements alors existants, s'appuyant sur la pratique de son père, Gaspard Astrié, l'un de nos plus éminents prédécesseurs. — Constant Alibert, dans son ouvrage sur les eaux d'Ax, attribue aux diverses sources des applications analogues. — Enfin mon excellent confrère et ami le docteur Garrigou, dont les travaux hydrologiques laisseront une trace profonde, consacre aussi les mêmes spécialisations dans son traité magistral sur les eaux d'Ax, comme dans la plupart des ouvrages qu'il a publiés depuis sur le même sujet.

Je me suis appliqué pour ma part à suivre la voie tracée par mes devanciers, et c'est certainement à leurs travaux cliniques et aux progrès de la balnéothérapie moderne que je dois d'avoir pu pousser plus loin cette spécialisation si utile aux malades et si nécessaire aux progrès de la station.

DESCRIPTION DES ÉTABLISSEMENTS THERMAUX

Plus de cinquante sources sont aménagées dans quatre établissements dont les ressources thermales et thérapeutiques sont très différentes.

Grâce à une installation exceptionnelle, l'eau arrive dans presque toutes les baignoires de façon à pouvoir être administrée à toutes les températures balnéables sans avoir subi une déperdition sérieuse du principe sulfureux.

Ceci permet d'affirmer qu'on trouve à la fois à Ax l'expression la plus violente et la forme la plus adoucie de la médication thermale sulfureuse.

En d'autres termes, on peut faire suivre dans notre station une cure minérale tout aussi énergique qu'à *Luchon* ou à *Barèges*, tout aussi atténuée qu'à *Saint-Sauveur*, tout aussi spécialisée qu'à *Cauterets* ou à la *Preste*.

Nos quatre établissements sont le *Couloubret*, l'*Etablissement Modèle*, le *Breilh* et le *Teich*. On y trouve 15 sections de bains ayant chacune son mode d'action particulière et seize buvettes alcalines, sulfureuses ou mixtes.

L'établissement du Couloubret, le plus récemment reconstruit, a été aménagé en vue des propriétés spéciales de chacune des sources qui l'alimentent. La température des eaux de ce groupe n'étant pas très élevée, le serpentinage a été facile à établir ; un courant d'eau froide dans lequel immerge un des deux tuyaux d'adduction compose ici tout le système; l'autre tuyau de conduite arrive directement dans la baignoire sans que l'eau ait subi aucun refroidissement préalable.

Grâce à cette organisation, les bains du Couloubret présentent, pour chaque qualité, une uniformité de composition peu commune dans les stations sulfureuses à haute thermalité. Les cabinets de bains sont larges, bien aérés et parfaitement appropriés aux usages thérapeutiques qui leur incombent.

On y trouve six sections de bains :

— Les bains *Montmorency* alimentés exclusivement par une source alcalino-ferrugineuse hypothermale: la seule d'Ax n'ayant jamais contenu aucune trace de principe sulfureux ;

— Les bains de la *Gourguette* qui constituent le premier degré de la gamme sulfureuse;

— Les bains *Pilhes,* faiblement sulfureux, très chargés de barégine ;

— Les bains *Jeanne d'Albret* dont le principe sulfureux se décompose très lentement ;

— Les bains du *Bain Fort* tout aussi remarquables par la fixité de ce même principe et devant être classés parmi les bains les plus sulfureux de la station.

— Enfin les bains du *Mystère,* très alcalins, contenant à la source 0g0174 de sulfure de sodium par litre, et ne présentant plus dans un bain préparé que 0g0065 de cette substance. Ce degré de sulfuration, déjà si affaibli, après un temps très court (demi-heure au plus) s'abaisse rapidement à 0g0012 de sulfure de sodium par litre.

Les buvettes du Couloubret sont :

— La buvette *Pilhes,* douce, onctueuse, contenant à peine quelques traces de monosulfure ;

— La buvette *sulfuro-ferrugineuse,* source tout à la fois sulfureuse faible, ferrugineuse et calcique ;

— La buvette du *Bain Fort,* analogue à celle de St-Roch à droite du Teich ;

— La buvette alcalino-sulfureuse du *Mystère* ;

— Enfin la fontaine de la *Canalette,* source alcaline, presque froide et très digestible.

L'établissement thermal Modèle est construit sur les bords du torrent d'Ascou ; sa principale façade qui regarde la promenade du Couloubret a fort bon air.

Pour utiliser toute l'eau minérale qu'on y trouve, il a fallu superposer deux galeries de bains : La galerie de l'étage supérieur est alimentée par de vastes réservoirs, situés dans les combles de l'édifice. L'eau thermale élevée à dix mètres au moyen d'une puissante roue hydraulique, est ensuite conduite dans les baignoires par des tuyaux de descente d'environ cinq mètres.

Dans la galerie supérieure on trouve deux sections de bains :

— Les bains *alcalins*, ne contenant plus que quelques atomes d'hyposulfite de soude, empruntent surtout leurs propriétés thérapeutiques au silicate et au carbonate de soude.

— Les bains appelés *sulfureux moyens*, très riches en hyposulfite de soude (0g0120 par litre, d'après Filhol), par suite des modifications apportées à l'eau minérale par l'ascension dans les réservoirs supérieurs et par le contact prolongé de l'air atmosphérique.

Ces bains d'hyposulfite sont une note précieuse ajoutée à la gamme d'Ax, déjà si riche. Dans les cabinets de ces deux sections on a suppléé au défaut d'aération par l'élévation de la voûte.

A l'étage inférieur ou sous-sol se trouvent seize cabinets de bains serpentinés sulfureux, classés parmi les bains forts et appelés *bain de la galerie François*. La source qui les alimente est une des plus sulfureuses d'Ax. Il serait donc possible, en modifiant l'organisation des réservoirs et du serpentinage, de donner des bains d'une sulfuration supérieure et surtout plus uniforme. Il faudrait aussi améliorer l'aération et l'éclairage de ces cabinets de bains.

Un système de douches Tivoli, quatre salles de

grandes douches ayant dix mètres de pression, quatre cabinets de douches pharyngiennes ou pulvérisées, une douche ascendante, une étuve à gradins, une étuve en caisse et des étuves locales complètent le matériel de cet établissement.

On y trouve, en outre, deux buvettes alcalines : l'une chaude, l'autre refroidie, et trois buvettes sulfureuses, parmi lesquelles la buvette des *Abeilles*, l'une des plus suivies de la station.

L'établissement thermal du Breilh a subi, cette année, d'importantes modifications ; on ne saurait trop louer le soin que mettent ses propriétaires à l'améliorer et à le perfectionner. Les cabinets de bains étaient mal aérés, les plafonds étaient beaucoup trop bas. Ils ont été surélevés de plus d'un mètre et une fenêtre a été ouverte sur le mur du fond. Cette nouvelle organisation permettra d'utiliser plus fréquemment les bains de la section Rigal, dont les qualités sédatives sont dans quelques cas très remarquables. La section des bains *Rigal*, bains alcalins très légèrement hyposulfités, celle des bains *(Filhol)*, moyennement sulfureux, et celle des bains *(Fontan)* (ces derniers présentant, comme ceux du Mystère, le phénomène du blanchiment) constituent les trois sections de cet établissement.

Il existe, en outre, deux buvettes : celle de *Longchamp*, source alcaline, et la si remarquable et si utile buvette de la *petite sulfureuse*, dont le mérite est au moins égal aux sources les plus renommées d'Eaux-Bonnes ou de Cauterets.

Quatre appareils pour douches pulvérisées, deux magnifiques salles pour grandes douches complètent, avec vingt-cinq cabinets de bains, le matériel de cet établissement.

Le Teich est le plus ancien établissement de la station ; il va être très prochainement reconstruit en entier et mis au niveau des derniers progrès. Sans pouvoir rien préciser au sujet de cette reconstruction, nous pouvons affirmer que les *griffons* de toutes les sources, qui sont, du reste, admirablement captées dans un terrain de *diluvium* (poudingue bleuâtre excessivement consistant), seront absolument respectés. L'organisation balnéothérapique actuelle ne sera point changée, surtout en ce qui concerne le bain Viguerie, où les mêmes procédés de serpentinage seront conservés, et qui, par conséquent, restera toujours le bain le *plus sulfureux* et surtout le *plus uniformément sulfureux* de toute la chaîne des Pyrénées.

Il y aura donc, sûrement, ce qui existe aujourd'hui, sauf quelques modifications de détails que comporte la construction d'un magnifique établissement, sur la galerie centrale duquel s'ouvriront cinquante nouveaux cabinets de bains vastes, aérés, éclairés dans le meilleures conditions possibles.

Nous y retrouverons donc les bains *Boulié* ou bains d'*Eau-Bleue*, alcalins hyposulfités ; les bains *Astrié*, bains sulfureux moyens, et les bains *Viguerie*, aménagés avec toutes les précautions nécessaires pour éviter l'altération des eaux. La clinique du Teich ne sera donc point modifiée.

Les grandes douches, organisées dans de nouveaux locaux, encore mieux appropriés que les constructions actuelles, fonctionneront toujours avec une pression de treize mètres.

Les douches pharyngiennes et pulvérisées, placées au rez-de-chaussée, seront toujours alimentées par la source Joly, sulfureuse forte laissant dégager de l'acide sulfhydrique. La pression étant plus forte dans l'organisation projetée, la pulvérisation n'en sera que plus parfaite.

Les douches ascendantes, les douches Tivoli et les étuves actuelles recevront les perfectionnements nécessaires. Il en sera de même pour les procédés de humage.

Les buvettes : l'*Eau-bleue*, la source *Patissier*, les deux sources *Saint-Roch*, fourniront toujours les mêmes eaux à peu près dans les mêmes conditions.

ACTION GÉNÉRALE DES EAUX SUR L'ORGANISNE

SAIN OU MALADE

Cette description rapide de nos quatre établissements suffit à donner une idée de l'importance de notre station et de l'avenir brillant auquel elle est appelée. Plus exacte et plus complète sera encore cette idée quand j'aurai examiné les effets physiologiques généraux et l'action thérapeutique de nos diverses sources thermales. Pour cette étude d'ensemble, il est indispensables de diviser les sources d'Ax en deux groupes absolument distincts.

Le premier groupe comprend les *sources sulfureuses proprement dites*, c'est-à-dire celles dans lesquelles le sulfure de sodium non décomposé joue un rôle thérapeutique important; le second est constitué par celles dont le principe sulfureux a subi des transformations plus ou moins profondes : ce sont les *sources sulfureuses dégénérées*.

A. Action physiologique.

1° *Sources sulfureuses proprement dites.* — L'excitation est leur mode principal; elles raniment et excitent l'organisme, déterminent une suractivité remarquable de toutes les fonctions, variable suivant la constitution, le tempérament et l'état de santé ou de maladie.

Les centres nerveux sont exaltés; le patient a de l'agitation, de l'insomnie, des rêves pénibles, il souffre quelquefois même d'une céphalalgie plus ou moins marquée, premier effet qui disparaîtra rapidement.

La circulation reçoit un surcroît d'activité se traduisant par un appareil fébrile plus ou moins intense. D'autrefois, si la médication est *hypo* ou *mezzo-thermale,* il y a, au contraire, ralentissement des battements du cœur et tendance au sommeil et au repos.

La respiration plus fréquente et un peu gênée, les premiers jours, par suite d'un état particulier de sub-irritation de la muqueuse *rhino-pharyngienne*, devient plus facile, plus ample, et plus profonde.

Les fonctions digestives sont très diversement influencées : le plus souvent l'appétit devient plus vif, les digestions sont plus faciles. Quelquefois, quand il existe antérieurement un peu d'embarras gastrique, il faut immédiatement suspendre l'usage de l'eau sulfureuse et prescrire un émétique ou une purgation pour éviter les mouvements congestifs vers le foie et faire cesser tout embarras bilieux.

Les fonctions urinaires paraissent activées par l'emploi de quelques sources dégénérées.

L'utérus reçoit aussi une stimulation plus ou moins énergique. — La leucorrhée, quand elle existe, augmente durant les premiers jours pour diminuer ensuite et disparaître souvent.

C'est surtout sur l'appareil cutané que les sources sulfureuses d'Ax semblent concentrer leur action : en effet, les vaisseaux capillaires superficiels se congestionnent, la transpiration devient très abondante et la peau est souvent le siège d'éruptions diverses évidemment déterminées par le traitement *hydrothermal.*

Après un laps de temps variant de 5 à 8 jours, toute cette excitation se calme peu à peu pour faire place à des phénomènes tout différents. — Ainsi le sommeil devient calme et réparateur, le pouls se ralentit et s'abaisse souvent au-dessous du rhythme habituel, les digestions se régularisent et les fonctions de la peau deviennent normales. Le baigneur éprouve alors un double sentiment de vigueur et de calme qui lui procure un bien-être indéfinissable.

En résumé : d'abord *excitation générale,* en second

lieu effet *toni-sédatif ;* tel est toujours le double mode d'action de nos sources sulfureuses.

Cette double action se manifeste plus ou moins, suivant la qualité des sources employées et suivant la manière dont la cure a été conduite. C'est ainsi que, habituant peu à peu l'organisme au contact des eaux sulfureuses, on peut rendre presque insensibles les phénomènes initiaux d'excitation.

2° *Sources sulfureuses dégénérées.* — Leur mode d'activité offre un contraste évident avec l'effet excitant des eaux sulfureuses franches. Elles sont sédatives, tempérantes et dépuratives. Elles servent quelquefois à calmer l'excitation sulfureuse trop vive. Sous leur influence, les urines augmentent en quantité et en densité : ce qui explique leur effet dépuratif. Enfin, comme nous le verrons plus tard, leur action médicale se spécialise davantage.

B. Action thérapeutique ou effets de la médication sulfureuse appliquée au traitement des maladies chroniques.

Le premier effet de la médication sulfureuse est de produire une exaltation spéciale, une sorte d'aggravation du mal qu'il s'agit de traiter. Cette excitation, autrefois insuffisamment observée, a fait croire que la maladie chronique était d'abord ramenée à l'état aigu par l'action première de la cure qui, en se continuant, déterminait secondairement une sédation progressive bientôt suivie de guérison. Mais une observation attentive a fait justice de cette manière de voir et la suractivité fonctionnelle imprimée par la médication thermale à tout l'organisme, surtout à la circulation générale, explique bien la nature des phénomènes dont je vais parler.

Dès les premiers jours du traitement, le rhumatisant constate une augmentation réelle de la douleur : mais, en même temps, il éprouve plus de facilite dans les mouvements et observe une diminution notable de la tuméfaction ; si le rhumatisant est exempt, au moment de la cure thermale, de toute souffrance, il s'apercevra, dès les premiers bains, de l'apparition de douleurs dans la plupart des points autrefois affectés ; mais ces douleurs ne gênant pas sensiblement les mouvements et ne déterminant pas d'engorgement articulaire bien apparent, laissent le patient sans inquiétude sérieuse puisqu'elles tendent très rapidement à disparaître par la continuation du traitement.

Même phénomène d'excitation dans l'affection dartreuse invétérée : la surface affectée s'anime, la sécrétion est quelquefois augmentée ; mais la peau qui entoure le mal s'assouplit, se décongestionne et témoigne ainsi d'une guérison prochaine.

C'est ce qui se passe dans les cas de tumeurs blanches suppurées, d'abcès ossifluents, de vieux trajets fistuleux à parois dures et calleuses. La suppuration devient plus abondante, mais elle change de nature et prend une teinte légèrement rosée ; la tumeur diminue, le membre où siège le mal devient moins lourd ; on voit qu'il se produit sur le mal lui-même et tout autour de lui, un effet résolutif très marqué. En un mot, il n'y a plus de stase humorale et les tissus tendent à reprendre leur consistance et leur élasticité normales.

C'est encore par le même mécanisme que les eaux sulfureuses agissent dans les maladies de la gorge, des bronches et de la poitrine : ainsi l'expectoration d'abord accrue devient ensuite plus rare, plus fluide et plus aérée ; la toux devient moins fréquente et plus facile ; enfin le malade éprouve, après quelques jours d'usage des eaux, moins d'oppression et une plus grande liberté dans la respiration.

Certaines de nos buvettes semblent avoir une action élective sur l'appareil pulmonaire malade et, si quelques-unes d'entr'elles peuvent être utilisées sans beaucoup de précaution, l'emploi intempestif de quelques autres pourrait déterminer des congestions actives des poumons, des *raptus* sanguins plus ou moins violents et, par suite, des hemoptysies plus ou moins dangereuses.

Ces accidents ne sont point à redouter quand on administre l'eau en boisson avec toute la prudence voulue et surtout si l'on y joint un traitement thermal externe convenablement dirigé.

Les maladies des organes genito-urinaires subissent encore des influences analogues. Dans la cyrtite, dans le catarrhe de la vessie, la diurèse est augmentée et les besoins deviennent cependant moins fréquents.

Dans les affections utérines, si d'une part la leucorrhée augmente au début pour disparaître ensuite, d'autre part l'engorgement du col ou du parenchyme utérin tend à diminuer et la femme éprouve promptement un état de bien-être manifeste, dû certainement à l'effet résolutif produit sur les organes malades.

Nous en avons dit assez pour que le médecin puisse se rendre compte de la manière dont s'opère la cure et pour que le malade ne soit point préoccupé par l'apparition de ces accidents pseudo-inflammatoires, indices certains d'une guérison ou du moins d'une amélioration ultérieure.

De quelques effets immédiats ou consécutifs produits par la cure thermale.

Avant d'aborder la thérapeutique proprement dite de nos eaux, nous devons signaler l'existence de certains effets ou phénomènes morbides consécutifs assez fréquents, évidemment provoqués par la cure thermale. Ces phénomènes sont de deux ordres : les premiers, n'ayant aucune analogie avec la maladie principale, se produisent généralement dans les derniers jours du traitement ou très peu de jours après le départ ; ils consistent en éruptions cutanées de formes très variées (urticaires, éruptions furonculeuses, éruptions vésiculeuses et miliaires, etc.) Ces éruptions thermales n'ont aucune importance au point de vue des résultats ultérieurs et s'observent surtout quand le traitement hyperthermal a été violemment dirigé du côté de la peau.

Les autres phénomènes consécutifs, qui sont loin d'être constants, sont pourtant moins rares que les précédents ; ils se montrent surtout quelques jours après la cure et consistent dans la reproduction de la maladie dont on était venu chercher la guérison. Ainsi le rhumatisant, de retour chez lui, éprouve, soit sur les articulations, soit sur les points où le rhumatisme s'était primitivement fixé, une poussée douloureuse, sorte de crise spéciale qui dure quelques jours, disparaît sans remède et fait place à un état de bien-être plus ou moins prolongé. — Ainsi l'herpétique voit après coup la maladie de peau reparaître avec une intensité quelquefois assez grande, puis s'améliorer et disparaître pour rester silencieuse plusieurs mois, quelquefois plusieurs années.

Ces sortes de poussées morbides qui sont comme un effort tenté par l'organisme pour rejeter le mal au dehors, indiqueraient, selon nous, que la maladie n'est point complètement chassée ou neutralisée et qu'un nouveau traitement est nécessaire pour l'année suivante.

THÉRAPEUTIQUE SPÉCIALE

En outre de leur action commune, les diverses sources, les diverses sections de bains qui composent la station, ont chacune une action spéciale et conviennent chacune plus particulièrement au traitement de certaines maladies ou de certaines périodes de la même maladie.

Ce sont ces vertus thérapeutiques spéciales que je vais m'efforcer de mettre en lumière en marchant sur les traces de mes devanciers. Les eaux d'Ax, en effet, guérissent toujours les mêmes maladies. Aujourd'hui, comme autrefois, elles peuvent être appliquées au traitement du rhumatisme, de la scrofule, de l'herpétisme, des affections catarrhales ou sub-inflammatoires de la gorge, des bronches, de la poitrine, des maladies de l'utérus et de ses annexes, etc .... Les traumatismes et les affections syphilitiques anciennes se trouvent aussi compris dans ce cadre déjà si vaste.

§ I. — RHUMATISME.

Le rhumatisme est, on le sait, une affection diathésique héréditaire ou acquise, caractérisée par des mouvements fluxionnaires plus ou moins rapides, plus ou moins durables, exerçant leur action soit sur les tissus fibreux ou chondroïdes, soit sur les nerfs, la peau, le tissu cellulaire, soit, enfin, sur certains viscères importants. Cette maladie présente diverses formes qu'il est nécessaire de bien connaître pour éviter les insuccès et les incertitudes dans la pratique thermale. Ainsi, suivant qu'il s'accompagne ou non de symptômes fébriles, le rhumatisme est aigu ou chronique; suivant qu'il se manifeste sur tel ou tel appareil, sur tel ou tel organe, il peut se subdiviser en rhumatisme articulaire, nerveux, cutané, viscéral; suivant les éléments ou les diathèses qui le compliquent,on peut le distinguer en rhumatisme inflammatoire, goutteux, chlorotique, adynamique, etc.

Le rhumatisme aigu n'est pas du ressort de la thérapeutique thermale.

Quant à toutes les autres formes de cette diathèse, quelque variées qu'elles soient, quelque étranges qu'elles puissent être, elles sont absolument justiciables de la thérapeutique thermo-minérale d'Ax, les eaux d'Ax ayant, il ne faut pas l'oublier, une action élective manifeste sur l'ensemble de l'appareil cutané.

Le rhumatisme des articulations est, sans contredit, le plus fréquent: il est, pour ainsi dire, la manifestation typique de la diathèse qui nous occupe, et présente un assez grand nombre de variétés dont il y a lieu de tenir compte pour instituer un traitement approprié.

Ainsi, le rhumatisme poly-articulaire aigu, passé à l'état chronique, ayant laissé un certain nombre d'articulations engorgées et douloureuses, guérira rapidement par un traitement suivi au Teich ou à l'établissement Modèle. La médication hyperthermale est généralement indiquée : bains Astrié au Teich, bains du numéro 1 à 14 au Modèle, étuves, et, sur la fin de la cure, quelques bains sulfureux forts, des douches générales chaudes ou tièdes. Ici, la guérison est la règle en une ou deux saisons thermales.

Le rhumatisme chronique poly-articulaire progressif se présente sous deux formes tout à fait distinctes, suivant que le mal siège dans les *cartilages* ou le *tissu spongieux des os* ou bien dans les parties *séro-fibreuses*, *ligaments* et autres tissus *intra* ou *péri-articulaires*.

Dans le premier cas, il s'agit du rhumatisme *noueux ou déformant* qui envahit peu à peu toutes les articulations grandes et petites et les déforme tout en leur conservant une mobilité relative. Cette forme de rhumatisme, quoique se montrant spécialement chez les lymphatiques, se complique souvent d'endocardite et prend fréquemment la marche subaiguë. Aussi faut-il se garder d'employer au début des bains à thermalité et à sulfuration élevée ; l'état aigu se développerait rapidement et empêcherait la continuation du traitement. Les bains Pilhes au Couloubret, à une température de 35° centigrades, paraissent avoir dans l'espèce une action toute spéciale ; après quatre ou cinq jours de traitement l'amélioration est déjà évidente et l'état résolutif manifeste. Sur la fin de la cure, quelques bains à sulfuration plus élevée, quelques douches générales pourront aussi être utiles. Mais, dans le plus grand nombre des cas, les bains chauds à haute sulfuration, les douches chaudes et surtout les étuves paraissent produire les effets les plus désastreux.

Quand le rhumatisme progressif prend la forme *séro-fibreuse*, les articulations sont peu tuméfiées ; mais, grandes ou petites, elles deviennent le siège d'accidents inflammatoires spéciaux qui donnent lieu à des pseudo-ankyloses ou même à des ankyloses tellement nombreuses que le patient semble avoir la raideur d'une barre de fer, surtout, comme on peut l'avoir observé quelquefois, quand les articulations vertébrales se sont soudées l'une à l'autre.

Ce rhumatisme procède souvent par crises plus ou moins aigües. Durant ces crises il faut s'abtenir de la cure thermale. Mais, en dehors d'elles, après toutefois que le malade a été, pour ainsi dire, acclimaté, on peut sans crainte employer les bains et les douches à haute température, les étuves suivies de sudation (bains de la Galerie François, bains Astrié, douches Tivoli du Teich et du Modèle, grandes douches du Modèle, étuves en caisse ou à gradins). Il arrive fréquemment que l'affection rhumatismale se localise sur une seule ou même sur deux articulations symétriques. Quand elle est récente il suffit d'employer les bains d'eau sulfureuse dégénérée ou d'eau sulfureuse faible (bains Alcalins du Modèle, bains Boulié et Bains Astrié du Teich, bains Hyposulfités du Modèle, bains de la Gourguette et bains Pilhes du Couloubret),les douches chaudes et à basse pression et quelquefois même les étuves locales.

Au contraire, quand il s'agit d'une vieille localisation les bains à haute sulfuration,les douches à forte pression deviennent souvent nécessaires pour provoquer sur le point malade une sorte d'irritation substitutive sans laquelle la guérison ne saurait avoir lieu. Il nous a été donné de voir bien des fois de vieilles arthrites rhumatismales localisées sur un seul point et ayant déterminé l'ankylose presque complète de l'articulation malade,céder très rapidement à l'action combinée des bains sulfureux d'Ax et de douches chaudes à forte pression.

L'arthrite coxo-fémorale (coxalgie rhumatismale) est la plus rebelle de toutes ces localisations, parce qu'il est difficile de se rendre compte des modifications morbides survenues dans l'articulation,et aussi parce que la douleur permanente a déterminé une véritable déviation du bassin pouvant faire croire au raccourcissement réel du membre malade, et ne disparaissant pas toujours avec la maladie qui l'a engendrée. Les bains de la Galerie François du Modèle, les bains Astrié du Teich et les bains Viguerie employés en même temps que les douches à forte pression peuvent donner d'excellents résultats.

Un mot au sujet du rhumatisme articulaire puerpéral et du rhumastistisme blennorhagique.Tandis que le premier cède promptement au traitement tonique sulfureux, le second se fait remarquer par une ténacité quelquefois désespérante. Contre le premier les bains Jeanne-d'Albret et les bains du Bain-Fort, au Couloubret, les bains Viguerie, au Teich, doivent être préférés ; contre le second les bains Pilhes, au Couloubret, les bains des numéros 1 à 14 et ceux de la galerie François, du Modèle, ont une supériorité relative ; ils doivent alors être employés concurremment avec l'étuve en caisse et les douches Tivoli chaudes et prolongées.

Le rhumatisme musculaire localisé ou non, lorsqu'il est récent et sans complication, guérit facilement par les bainschauds à sulfuration moyenne,les douches et les étuves. Quand il est ancien, les résultats du traitement sont tout aussi satisfaisants au point de vue de la maladie principale qui guérit ; mais il faut s'attendre àpeu de modifications, s'il existe de vieilles contractions musculaires ayant entraîné des changements dans les rapports des surfaces articulaires voisines.

Le lumbago, qui constitue comme la transition du rhumatisme musculaire au rhumatisme nerveux et qui s'accompagne si souvent de névralgie sciatique ou crurale, exige, comme les autres névralgies d'origine rhumatismale, les traitements les plus divers : tantôt les bains Montmorency du Couloubret, les bains des numéros 1, 2, 3, 9, 10 du Breilh purs ou additionnés d'amidon,sont seuls capables d'amener une sédation ; tantôt les bains les plus sulfureux du Modèle ou du Teich, les douches les plus chaudes,les plus prolongées, les plus violentes deviennent nécessaires pour arriver à modifier les douleurs. L'atrophie consécutive à la névralgie sciatique de longue durée est rapidement modifiée par les douches quand une fois on a vaincu la douleur.

Le rhumatisme goutteux doit naturellement former une classe à part ; c'est une arthropathie à marche et à forme toutes spéciales. Il atteint presque exclusivement les petites articulations qui deviennent le siège d'une tuméfaction régulière et permanente. Il s'accompagne même souvent de dartres sèches (psoriasis des ongles, lichen, prurigo) quelquefois même d'eczéma généralisé mais très discret ; les urines contiennent habituellement un excès d'acide urique. Son traitement est des plus simples : Bains Rigal, bains alcalins, bains Boulié du Teich et comme boisson l'Eau Bleue, la source Longchamp, les alcalines du Modèle.

De toutes les manifestations viscérales du rhumatisme, celle qui doit surtout attirer notre attention, c'est l'endocardite. Les succès éclatants que l'on obtient par la cure thermale méritent ici une mention spéciale. L'endocardite observée aux eaux est rarement simple et s'accompagne presque toujours de retrécissement des orifices, d'insuffisance valvulaire et même d'hypertrophie cardiaque le plus souvent excentrique. Ces lésions organiques, conséquences fatales de la phlegmasie de l'endocarde, ne deviennent des contre-indications à la cure thermale que dans la période ultime de la maladie, dans la période dite asystolique, alors que l'organe a presque entièrement perdu toute force et toute élasticité et qu'il lui devient impossible de réagir. Mais, dans une période moins avancée, le surcroît d'activité imprimé au système circulatoire par les eaux d'Ax, pourvu qu'il soit maintenu dans de faibles limites, aide très certainement à la résolution des produits morbides qui obstruent et gênent les orifices et les valvules. De plus, il tonifie le muscle cardiaque comme il tonifie tout l'organisme. Mais, on le comprend, les bains à température élevée, les douches chaudes et prolongées, les bains de vapeur sont autant de pratiques thermales auxquelles il faut renoncer, presque absolument, ou que l'on ne doit employer qu'avec de grandes précautions. Les bains plus spécialement consacrés à la cure de cette grave complication sont, en remontant la gamme sulfureuse : les bains des numéros 1,2, 3, 9, 10 du Breilh, ceux de la Gourguette, de Pilhes, de Jeanne d'Albret (Couloubret), de Fontan (Breilh) et du bain Fort

(Couloubret), dont la température ne doit jamais dépasser 35° centg. Le plus souvent aussi les douches doivent être employées avec ménagement et l'on doit surtout utiliser les douches courtes et à température modérée.

Un dernier mot sur le rhumatisme : Quel que soit son siège, sa forme, la rapidité de sa marche, il se complique fréquemment d'atonie, d'un état adynamique particulier, caractérisé par une sueur abondante et continuelle, par une pâleur excessive de la face imprimant au rhumatisant un air de langueur et de fatigue vraiment typique et qui permet de le reconnaître à distance. Cet état exige dans le traitement des modifications importantes, surtout quand il s'agit de cas très graves. Il faut avant tout tonifier la peau, modérer la sécrétion exagérée de la sueur qui épuise le malade et entretient l'arthropathie. Bains à basse température 32°-33° centg. et de courte durée (10 à 15 minutes) à sulfuration moyenne ou élevée, pouvant être administrés dans des cabinets très aérables : bains Jeanne d'Albret, Fontan du Breilh, bains du Bain Fort, bains Viguerie ; douches générales tempérées (34°-35°) ou jumelles, c'est-à-dire à deux températures (34° et 40°) : tel est le traitement à conseiller.

L'amélioration est sensible dès le début et quelques jours suffisent pour apporter à l'état général et à l'état local des modifications heureuses et durables.

La station d'Ax est, à notre avis, sans rivale au point de vue de la cure du rhumatisme et de ses diverses manifestations. Nulle autre part, on ne trouvera une pareille variété d'eau minérale s'adaptant si bien à toutes les formes, à tous les cas particuliers qui peuvent se produire. C'est pourquoi il a été nécessaire d'entrer dans des développements assez étendus pour faire ressortir le plus possible toutes les ressources que nous possédons.

§ II. — HERPÉTISME

Les eaux d'Ax ont été regardées à une certaine époque comme un véritable spécifique contre la diathèse herpétique. Aujourd'hui le nombre des malades de cette catégorie est certainement inférieur à ce qu'il était autrefois. C'est qu'en effet toutes nos sources ne conviennent pas indifféremment et au même titre à toutes sortes de lésions pouvant se rattacher à cette diathèse. Quelques stations thermales autres que les sulfureuses (La Bourboule, Avesnes etc...) sont venues depuis quelques années nous faire une concurrence utile. Il n'en est pas moins nécessaire de donner ici quelques indications.

Les maladies de la peau ne sont pas toutes liées à la diathèse herpétique: quelques-unes sont plutôt d'origine arthritique et un assez grand nombre sont liées à la diathèse scrofuleuse. Les premières sont évidemment *justiciables* des eaux d'Ax, et nous n'avons pas à entrer ici, à leur sujet, dans de grands développements ; nous nous occuperons des secondes en parlant de la scrofule.

La plus commune des herpétides est, sans contredit, *l'eczéma*, qui se montre sous les formes les plus diverses et que la médication alcaline sulfurée d'Ax modifie rapidement. S'il est dans la période d'augmentation et qu'il survienne des poussées à forme aiguë ou subaiguë, on doit d'abord employer les bains absolument désulfurés, additionnés même de substances émollientes ; puis, quand les premiers bains ont calmé cette excitation, on doit naturellement augmenter l'énergie du traitement, tout en choisissant de préférence les bains dont l'alcalinité est suffisamment élevée. Voici, du reste, l'échelle balnéaire progressive que l'on peut utiliser en pareil cas : bains Montmorency du Couloubret, bains numéros 1, 2, 3, 9, 10, du Breilh, bains alcalins, bains hyposulfités du Modèle, bains du Mystère au

Couloubret et enfin bains Viguerie dans certains cas d'eczéma localisé et rebelle. Ce traitement balnéaire, dont on peut évidemment à volonté augmenter ou diminuer l'énergie, doit être aidé dans son action par la médication interne. Là, comme pour les bains, les buvettes alcalines ou alcalino-sulfureuses doivent être préférées. Dans quelques cas assez fréquents les douches pulvérisées en coupe mobile peuvent aussi rendre de grands services.

Le prurigo, le lichen, le psoriasis, les diverses formes du pityriasis, l'ichthyose, le vitiligo sont plutôt justiciables d'eaux arsenicales ou cuivreuses. Ces diverses maladies n'en sont pas moins heureusement influencées par nos sections de bains les plus énergiques (bains du Mystère et bains Viguerie.

Mais tout en accordant aux sources d'Ax, pour le traitement de l'eczéma, une préférence marquée et très justifiée par les résultats cliniques obtenus, nous devons reconnaître que pour toutes les autres manifestations cutanées de la diathèse herpétique, des eaux arsenicales, cuivreuses ou alcalines doivent être le plus souvent préférées.

§ III. — SCROFULE

La scrofule proprement dite se manifeste de préférence à la peau, sur les membranes muqueuses, sur les ganglions lymphatiques ou le système osseux.

A la peau, elle se montre sous forme d'éruptions vésiculo pustuleuses, squammeuses, ulcéreuses etc.. L'eczéma impétigineux, l'impétigo, l'echthyma guérissent promptement par les bains du *Bain Fort* au Couloubret, les bains de la galerie François du Modèle et plus particulièrement les bains Viguerie aidés des buvettes sulfureuses des Abeilles ou Saint-Roch à droite.

L'ichthyose, l'acné tuberculeux de la face, le lupus subissent aussi une influence heureuse au moyen des mêmes bains aidés, suivant les cas, de douches pulvérisées en coupe mobile, de douches ordinaires ou de fomentations chaudes pratiquées avec l'eau de l'Etuve ou du Rossignol supérieur. Toutefois, reconnaissons, en passant, que les eaux chlorurées sodiques (Uriage, Salies-de-Béarn, etc.) seraient préférables pour ce dernier groupe.

Sur les membranes muqueuses la scrofule se manifeste par des accidents à marche très lente, revêtant le caractère inflammatoire et ayant une tendance marquée à l'ulcération : la rhino-pharyngite, l'ozène, la kératite ulcéreuse, l'otite et l'otorrhée, les laryngites et les catarrhes pulmonaires.

Dans la plupart de ces manifestations, la cure sulfureuse d'Ax est de beaucoup supérieure à la cure par les bains de mer ou les eaux chlorurées sodiques. Il faut, toutefois, en excepter l'ozène confirmée avec destruction de certaines parties osseuses importantes des fosses nasales.

Sur les ganglions lymphatiques se produisent, sous l'influence de la diathèse scrofuleuse, des engorgements indolents, des ulcérations plus ou moins profondes avec trajets fistuleux et suppurations interminables, contre lesquels nos bains sulfureux forts sont employés avec succès. Dans les cas où il n'existe que de l'engorgement on doit préférer les bains de mer et les eaux salines. Au contraire, contre la forme ulcéreuse et suppurative, il faut choisir les bains forts des divers établissements d'Ax et surtout le bain Viguerie.

Sur les parties solides la scrofule produit l'inflammation du périoste et la nécrose consécutive, l'engorgement du tissu spongieux des extrémités des os longs, le ramollissement et la suppuration intra ou péri-articulaire, autrement dit, la tumeur blanche dans ses diverses périodes (tuberculose des os). Les eaux sulfureuses d'Ax revendiquent le traitement exclusif de certaines périodes de l'évolution tuberculeuse des os. S'agit-il d'une périostite à son début, non suppurée mais pouvant s'exaspérer facilement ? S'agit-il encore d'une tumeur blanche qui commence (arthrite tuberculeuse au début)? Aucune autre station ne peut être comparée à la nôtre, car, dans ces cas, où les phénomènes inflammatoires dominent encore, nous pouvons, en atténuant au début la médication thermale, produire des effets sédatifs et fondants qu'il serait difficile d'obtenir ailleurs. Au contraire, si la maladie osseuse non suppurée est ancienne, indolore, sans réaction, en un mot, si toute trace d'inflammation a complètement disparu, alors les bains de mer, les eaux chlorurées sodiques chaudes produisent de bien meilleurs résultats.

Enfin, quand la tuberculose des os est arrivée à suppuration, qu'il existe un ou plusieurs trajets fistuleux ou des abcès ossifluents, les eaux sulfureuses d'Ax reprennent leur prépondérance, à condition d'être employées simultanément en boissons, en bains et en applications topiques.

En un mot, au début de la scrofule, dans les manifestations légères et superficielles de cette diathèse et dans les cas où des poussées inflammatoires pourraient se produire, les eaux sulfureuses d'Ax, à cause de leurs variétés, à cause, aussi, de leur mode spécial d'action, l'emportent de beaucoup sur les sources salines chlorurées sodiques qui sont, au contraire, préférables dans la période indolente où il n'existe ni plaie, ni suppuration, ni trajets fistuleux. Enfin, nos sources sulfureuses retrouvent leur véritable application dans les cas où il existe des ulcérations, des trajets fistuleux et une suppuration abondante. C'est qu'alors elles exercent une action détersive manifeste, « abaissent et flétrissent les cal- « losités d'ulcères fistuleux, facilitent la sortie du « pus, le travail de la carie, l'élimination des sé- « questres, la fonte des masses tuberculeuses des « os (1) », et, comme effet général, elles activent toutes les fonctions, augmentent la vitalité de nos

(1) C. Alibert. *Traité des eaux d'Ax*, page 163.

humeurs et de nos tissus, et déterminent le remontement dont parle Bordeu.

Disons, en passant, que, grâce à l'air pur des montagnes, à l'action tonique spéciale de nos eaux sur les accidents superficiels de la diathèse qui nous occupe, de nombreux enfants lymphatiques, dont quelques-uns sont même entachés de scrofule, reviennent, chaque année, demander à notre station une reconstitution qui, j'ose l'affirmer, ne leur fait pas souvent défaut.

§ IV. — AUTRES MALADIES SOULAGÉES OU GUÉRIES PAR LES EAUX D'AX

Les considérations cliniques qui précédent démontrent que le traitement d'Ax peut,en outre,être appliqué à un grand nombre d'autres états morbides qui presque tous,du reste,ne sont que des manifestations particulières d'une des trois grandes diathèses dont nous venons de parler.

Parmi ces états morbides se trouvent : les affections catarrhales, certaines inflammations chroniques du nez, de la gorge, des bronches, de la poitrine ; les catarrhes chroniques de l'utérus,les métrites, métro-ovarites,les tumeurs et les engorgements péri-utérins.

Notons encore certaines affections générales pouvant entraîner un affaiblissement lent et graduel des forces vives de l'organisme et même la cachexie (chlorose, anémie, syphilis, diabète, etc...) affections auxquelles le traitement d'Ax dépuratif, tonique et reconstitutif peut être appliqué avec succès. Terminons enfin par les maladies traumatiques et chirurgicales.

Les maladies des muqueuses respiratoires peuvent à peine être mentionnées ici ; aucun détail de traitement ne peut être donné.

La rhinite,la rhino-pharyngite, l'angine granuleuse ou tonsillaire, la bronchite chronique, l'asthme et l'emphysème, qu'ils soient liés à l'herpétisme ou à l'arthritisme, trouvent dans la buvette Petite sulfureuse du Breilh des propriétés spéciales qui aidées, suivant les cas, des douches pharyngiennes ou nasales, des inhalations sulfureuses, de bains sulfureux et de douches dérivatives produisent les meilleurs résultats. Ces affections sont-elles d'origine scrofuleuse? les buvettes plus agressives des Abeilles au Modèle, de Saint-Roch à droite au Teich, peuvent être préférables et les autres moyens de traitement doivent être plus énergiques.

Les catarrhes utérins, les métrites du col, les métrites parenchymateuses, les métrites hémorrhagiques, les engorgements et les exsudats périutérins consécutifs à des métro-salpyngites ou à des métro-péritonites d'origines diverses, pourvu que tout phénomène d'acuité ait absolument disparu, trouvent à Ax une échelle thermo-sulfureuse vraiment remarquable. Voici par ordre progressif la série de bains habituellement employés dans les divers cas énoncés ci-dessus : bains Montmorency au Couloubret, bains des numéros 1, 2, 3, 9, 10 au Breilh, bains Alcalins au Modèle, bains Pilhes, Jeanne d'Albret et Bain Fort au Couloubret, enfin bains Viguerie au Teich. Les bains des trois premières sections agissent comme sédatifs, calmants et résolutifs surtout, additionnés d'amidon ou de son. Ils peuvent dans certaines limites suppléer avec avantage Ussat et Baguères de Bigorre. Les bains Pilhes et surtout les bains Jeanne d'Albret administrés courts (15 minutes) et à 34° centig., correspondent comme action aux bains de St-Sauveur; ils paraissent toutefois moins agressifs. Ainsi, loin de déterminer des dysménorrhées congestives, ils facilitent et régularisent le plus souvent l'écoulement menstruel; ils exercent aussi une action éminemment fondante et résolutive sur les engorgements du col et les empâtements périovariques ou périutérins.

Les bains du Bain Fort et surtout les bains Viguerie conviennent plus particulièrement dans les affections utérines anciennes, liées à un tempérament lymphatique ou à la diathèse scrofuleuse.

Cette question du traitement des affections utérines par les eaux d'Ax exigerait des développements beaucoup trop considérables ; nous y reviendrons avec plus de détails dans un article spécial.

Les diverses formes de la chlorose et de l'anémie trouvent à Ax toutes les conditions nécessaires de curabilité : air vivifiant et pur, imprégné d'aromes végétaux, alimentation tonique, moyens hydrothérapiques variés et, de plus, dans le voisinage de la ville une source ferrugineuse très fraîche et très abondante.

Disons en passant les résultats merveilleux que l'on peut obtenir dans les accidents secondaires syphilitiques par une cure mixte convenablement dirigée.

Terminons enfin cette longue énumération en affirmant combien est utile le traitement sulfureux d'Ax dans les traumatismes divers : vieilles blessures, entorses, fractures, luxations, etc... L'effet résolutif et détersif produit par certaines sources, trouve fréquemment ici son application.

En résumé, les sources sulfurées sodiques alcalines d'Ax, très nombreuses et très variées, présentent une véritable échelle thermale et sulfureuse qui les rend applicables au traitement d'un grand nombre d'états morbides.

Toutes les manifestations du rhumatisme, sauf les manifestations aiguës, sont justiciables de la cure thermale d'Ax qui, mieux que toute autre, peut s'adapter aux variétés sans nombre de cette diathèse. Les maladies de la peau et, en particulier, l'eczéma et ses nombreuses variétés trouvent toujours à Ax une amélioration certaine et très souvent la guérison. Les formes les plus atténuées de la scrofule, les manifestations de début liées à un état inflammatoire et enfin la scrofule *suppurée* ou *ulcéreuse*, même quand il s'agit de nécrose ou de carie osseuse, sont surtout justiciables de nos eaux thermales. Les maladies de la gorge, des bronches, de la poitrine y trouvent des sources spéciales égales et quelquefois même supérieures aux sources sulfureuses les plus réputées. Enfin, la cure par les eaux d'Ax des diverses maladies utérines mérite d'attirer l'attention, soit à cause du voisinage d'Ussat, soit surtout à cause de la variété des bains qui permet d'augmenter ou d'atténuer suivant les cas l'énergie du traitement.

FOIX, IMPRIMERIE GADRAT AINÉ

MIRE ISO N° 1

AFNOR 92049 PARIS LA DÉFENSE

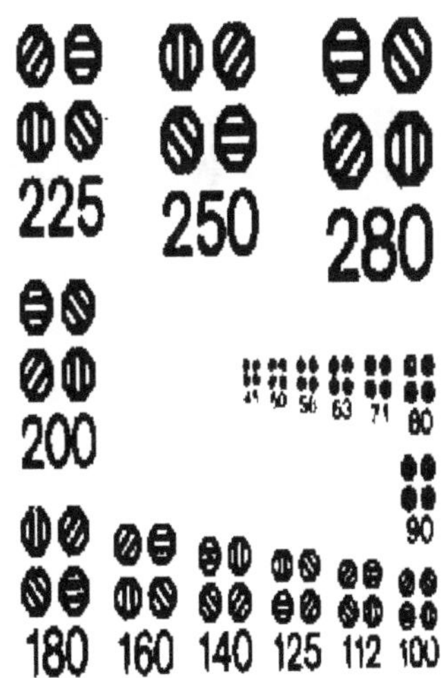

PRODUCTION 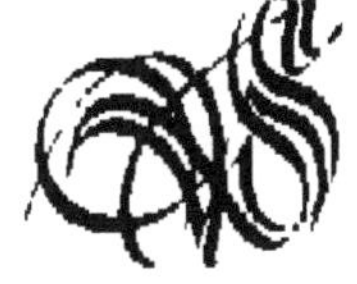 SCRIPTUM PARIS

en conformité avec NF Z 43-011 et ISO 446:1991

www.ingramcontent.com/pod-product-compliance
Ingram Content Group UK Ltd.
Pitfield, Milton Keynes, MK11 3LW, UK
UKHW021533260726
13993UKWH00004B/1959